ARBEITSGEMEINSCHAFT FÜR FORSCHUNG
DES LANDES NORDRHEIN-WESTFALEN

Jahresfeier
am 19. Mai 1954
in Düsseldorf

ARBEITSGEMEINSCHAFT FÜR FORSCHUNG
DES LANDES NORDRHEIN-WESTFALEN

HEFT 42a

Ansprache des Ministerpräsidenten
Karl Arnold

Gerhard Domagk

Fortschritte auf dem Gebiet
der experimentellen Krebsforschung

SPRINGER FACHMEDIEN WIESBADEN GMBH

ISBN 978-3-663-00541-4 ISBN 978-3-663-02454-5 (eBook)
DOI 10.1007/978-3-663-02454-5

Copyright 1954 by Springer Fachmedien Wiesbaden
Originally published by Westdeutscher Verlag, Köln und Opladen in 1954
Gesamtherstellung: Westdeutscher Verlag

INHALT

Ministerpräsident Karl *Arnold*
    Begrüßungsansprache 7

Prof. Dr. med. Dr. phil. h. c. Gerhard *Domagk*
    Fortschritte auf dem Gebiet
    der experimentellen Krebsforschung 11

Begrüßungsansprache
des Ministerpräsidenten Karl Arnold

Magnifizenzen,
meine sehr verehrten Damen und Herren!
Zur Jahresfeier 1954 der Arbeitsgemeinschaft für Forschung des Landes Nordrhein-Westfalen darf ich Sie namens der Landesregierung und als Vorsitzender dieser Arbeitsgemeinschaft herzlich willkommen heißen.

Besonders begrüßen möchte ich die beiden Vortragenden dieser Veranstaltung, Herrn Professor Dr. Ohm von der Universität Münster und den Nobelpreisträger Herrn Professor Dr. Domagk. Es ist mir leider nicht möglich, alle Gäste, die heute erschienen sind, namentlich zu begrüßen. Ich freue mich besonders, daß bei dieser akademischen Feier auch Vertreter der Studentenschaften der Universitäten und der Hochschule unseres Landes anwesend sind, denn gerade die akademische Jugend, die dazu ausersehen ist, die Zukunft unseres Landes mitzugestalten, soll auch mit den Zielen und Bestrebungen dieser Arbeitsgemeinschaft in Verbindung gebracht werden.

Meine verehrten Anwesenden!
Die heutige Feier ist ein willkommener Anlaß, Rückblick zu halten auf das Wirken unserer Gemeinschaft. Die Arbeitsgemeinschaft für Forschung auf dem Gebiete der Naturwissenschaft und Technik besteht nunmehr seit vier Jahren, während die entsprechende Arbeitsgemeinschaft für das Gebiet der Geisteswissenschaften vor zwei Jahren gegründet wurde. In den monatlichen Sitzungen beider Gemeinschaften sind Probleme aus den verschiedensten Sparten der Wissenschaft behandelt worden. In ausführlichen Aussprachen wurden die angeschnittenen Themen von vielen Seiten der Wissensgebiete durch den mannigfalt zusammengesetzten Mitgliederkreis beleuchtet und dadurch ein wertvoller Beitrag zur Förderung von Wissenschaft und Forschung geleistet. Die enge Verbundenheit der Arbeitsgemeinschaft mit der Landesregierung und der Volksvertretung hat allen Beteiligten wertvolle Anregungen vermittelt, die auch praktische Ergebnisse gezeitigt haben. Ich

darf in diesem Zusammenhang erwähnen, daß sich die Mitarbeit der Arbeitsgemeinschaft für Forschung auf dem Gebiete der Naturwissenschaften bei der Beurteilung und Begutachtung von Forschungsanträgen, die an das Ministerium für Wirtschaft und Verkehr herangetragen wurden, besonders fruchtbar ausgewirkt hat. Es konnten in den vergangenen Jahren auf den Gebieten der Naturwissenschaft und Technik insgesamt fast 600 bedeutungsvolle Forschungsaufgaben durch die finanzielle Unterstützung des Landes in Angriff genommen und weitergeführt werden. Für besonders wichtige Gebiete wurde die Errichtung von insgesamt 14 neuen Forschungsinstituten eingeleitet bzw. bereits durchgeführt, u. a. ein Institut für Spektrochemie und angewandte Spektroskopie in Dortmund, ein Institut für Verfahrenstechnik in Aachen, ein Institut für Binnenschiffbau in Duisburg sowie Institute für Großrechenmaschinen und für Kernphysik in Bonn. Besonderer Dank gebührt in diesem Zusammenhang den Herren Abgeordneten des Landtages von Nordrhein-Westfalen, deren Verständnis und Aufgeschlossenheit eine solche Förderung der Forschung ermöglicht hat. Mein Dank gilt aber vor allem auch der Industrie des Landes, die ebenfalls in zahlreichen Fällen für die vom Land unterstützten Forschungsaufgaben namhafte Beträge zur Verfügung stellte.

Mit besonderer Freude kann ich heute die Feststellung treffen, daß sich auch auf geisteswissenschaftlichem Gebiet die Tätigkeit der Arbeitsgemeinschaft nicht allein auf Gedankenaustausch innerhalb des Mitgliederkreises beschränkt hat.

Die Bereitstellung von Mitteln zur Unterstützung geisteswissenschaftlicher Forschungsaufgaben, die auf Anregung dieser Gemeinschaft zurückgeht, hat die Zustimmung des Landtages gefunden. Im abgelaufenen Rechnungsjahr stand bereits ein namhafter Betrag für diese Zwecke im Haushalt des Kultusministeriums zur Verfügung. Auch hierbei werden die Mitglieder der Arbeitsgemeinschaft durch Abgabe von Fachgutachten und gemeinsame Beratung über die vorliegenden Forschungsanträge beteiligt. Die Förderung geisteswissenschaftlicher Forschung in unserem Industrieland an Rhein und Ruhr legt Zeugnis davon ab, daß hier auch die Erkenntnis wach ist, welch große Bedeutung den Geisteswissenschaften gerade im technischen Zeitalter zukommt.

Die Naturwissenschaften haben bekanntlich den Geisteswissenschaften viel zu verdanken. Ohne die geisteswissenschaftlichen Erkenntnisse, die in unserem Kulturkreis aus der Antike erwachsen sind, ist die Entwicklung der exakten Wissenschaften nicht zu verstehen. Sie bilden gewissermaßen deren

Fundament. Dieser Zusammenhang läßt auch den Beitrag der europäischen Wissenschaften zur technischen Entwicklung der Welt im rechten Licht erscheinen. Es war kein Zufall, daß diese Impulse aus dem abendländischen Kulturkreis hervorgegangen sind. Ohne eine ständige Befruchtung von seiten der Geisteswissenschaften würden diese Impulse bald erlahmen.

Ich bin der Überzeugung, daß die Arbeitsgemeinschaft für Forschung in ihrer Gesamtheit ihre für Staat und Wirtschaft so wichtigen Aufgaben mit der gleichen Begeisterung wie bisher durchführen wird, und ich hoffe, daß sie zu einer Institution heranwächst, die für das Land Nordrhein-Westfalen und darüber hinaus für die gesamte Bundesrepublik ein wertvolles Glied des kulturellen Lebens ist.

Fortschritte auf dem Gebiet der experimentellen Krebsforschung
Professor Dr. med. Dr. phil. h. c. *Gerhard Domagk*

Meine Ausführungen behandeln den derzeitigen Stand unserer Krebsforschung, insbesondere der experimentellen Krebsforschung, um gemeinsam zu überlegen, ob es neue Wege oder wirksamere Maßnahmen zur Bekämpfung dieser fürchterlichen Krankheit des Menschen gibt.

Früher glaubte man einmal, der Krebs und andere bösartige Tumoren kämen nur beim Menschen vor. Wenn das der Fall wäre, gäbe es heute überhaupt noch keine experimentelle Krebsforschung. Es gibt jedoch eine große Anzahl bösartiger Tumoren bei Tieren, sowohl solche, die spontan entstanden sind, als auch solche, die wir experimentell erzeugen können. Über das Vorkommen von Krebs und anderen bösartigen Tumoren bei Tieren, insbesondere unseren Haustieren, existiert eine neue Zusammenstellung von Dobberstein, nach der sichergestellt ist, daß die Fähigkeit zur Geschwulstbildung allen Wirbeltieren, angefangen bei den Knorpelfischen bis zu den höchst organisierten Säugetieren, zukommt. Die Geschwülste können daher auch nicht etwa als eine Kulturkrankheit oder als Folge der Domestikation angesehen werden; lediglich die Häufigkeit ihres Auftretens kann durch die Folgen der Zivilisation beeinflußt werden. Allein beim Pferd konnte Dobberstein 50 verschiedene Geschwulstarten, beim Schwein 27 verschiedene Geschwulstformen nachweisen. Da wir unter Geschwülsten Wachstumsexzesse autonomen Charakters der einzelnen Gewebe verstehen, mußte man vermuten, daß grundsätzlich alle Geschwülste des Menschen auch beim Tier auftreten können. Man hat auch bisher beim Tier keine neuen, beim Menschen bisher unbekannten Geschwülste gefunden. Einzelne Geschwulstformen, die wir beim Menschen kennen, sind allerdings bisher bei Tieren nicht beobachtet worden, so das Chorionepitheliom und die Grawitz-Tumoren der Nebenniere. Für das Chorionepitheliom dürfte die besondere Form der Placentation beim Menschen verantwortlich zu machen sein, die in dieser Form nur noch bei Affen, Halbaffen – und merkwürdigerweise auch bei Fledermäusen und Igeln – vorkommt.

Über die Häufigkeit der einzelnen Tumorarten bei Tieren kann man keine verbindlichen Angaben machen; eine solche Statistik wäre nur von Wert, wenn wir auch die Altersstaffelung sorgfältig berücksichtigen könnten. Das ist aber bei allen Haustieren unmöglich, da sie meistens vorzeitig geschlachtet oder getötet werden. Bei den wildlebenden Tieren ist es natürlich erst recht nicht möglich.

Bei Mäusen besitzen wir Stämme, bei denen die Krebshäufigkeit zwischen 0 und 90 % schwankt. Dies könnte den Anschein erwecken, als ob die Vererbung der entscheidende Faktor sei, ob ein Individuum von Krebs befallen wird oder nicht. Daß dies aber nicht der Fall ist und kein Grund dafür besteht, den Krebs als unentrinnbares erbliches Schicksal anzusehen, werden wir noch erkennen.

Wie sieht es nun mit dem Auftreten von Tumoren beim Menschen aus? Eines können wir mit absoluter Sicherheit sagen: Der Krebs ist die Krankheit des alternden Menschen; nur ausnahmsweise tritt er auch schon im 1., 2. oder 3. Lebensjahrzehnt auf. Vielleicht sollten wir eine solch sichere Erkenntnis nicht nur ergeben hinnehmen, sondern uns vielmehr Gedanken darüber machen, warum das so ist. Vielleicht könnten sich daraus doch einige nützliche Hinweise für ein zweckmäßiges oder unzweckmäßiges Verhalten ergeben. Ich möchte Ihnen nur ein paar Zahlen zu Ihrer Orientierung nennen, um einmal darüber nachzudenken: Auf 100 000 Lebende kamen 1951 in Wien 335 Krebstodesfälle bei Männern, hingegen im übrigen Österreich nur 198, unter den Frauen waren es in Wien 270, im übrigen Österreich 175. J. Kretz sagt dazu: „Wir werden wohl nicht fehlgehen, wenn wir die höhere Krebssterblichkeit in der Großstadt mit einer stärkeren, durch Umwelteinflüsse bedingten Krebsgefährdung in Zusammenhang bringen."

Kennen wir solche Umwelteinflüsse überhaupt, die ohne Zweifel Krebs hervorrufen können? Vielleicht haben Sie gehört, daß viele Pioniere der Röntgen- und Radiumstrahlentechnik, Ärzte und Ingenieure, ihre Tätigkeit nicht allzu selten mit dem Leben bezahlten. Ich erinnere mich sehr wohl solcher Patienten, bei denen wegen einer Strahlenschädigung erst ein Finger amputiert werden mußte, den man aus Unvorsicht oder Unkenntnis der möglichen Strahlenwirkung nicht genügend geschützt hatte, dann wurde die ganze Hand amputiert, dann der Arm bis zur Schulter, und schließlich starb der Patient doch an Krebsmetastasen in Lunge, Leber und anderen Organen.

Vor allem haben uns auch gewisse Berufskrebse darauf hingewiesen, daß es eine große Zahl von Schädigungen gibt, die zur Krebsbildung Veranlassung geben können. Der erste Berufskrebs, der als solcher erkannt wurde, war der Hautkrebs der Schornsteinfeger, der vor allem in England beobachtet und von dem englischen Arzt Percival Pott schon 1775 beschrieben wurde.

100 Jahre später erkannte der deutsche Chirurg Volkmann in Halle einen Berufskrebs bei Braunkohlenteer-, Teer-, Paraffin- und Hochofen-Arbeitern. 1928 beschrieb Teutschländer einen Hautkrebs durch Pech bei Brikett-Arbeitern, 1922 beschrieben die englischen Autoren Southam und Wilson den Baumwollspinnerkrebs. Die Reihe der Berufskrebse ließe sich noch lange fortsetzen. E. Groß hat in Ihrem Kreis erst im letzten Jahr ausführlich darüber berichtet. Den sichersten Beweis aber, daß die bei den Berufskrebsen vermuteten Ursachen auch wirklich die tatsächlichen Ursachen der Krebsentstehung waren – gelegentlich allerdings auch andere als die vermuteten –, erbrachte die experimentelle Krebsforschung der letzten 50 Jahre. Ähnlich wie in der gesamten Naturwissenschaft die letzten 150 Jahre mehr Erkenntnisse gebracht haben als 1000 Jahre vorher, hat uns die experimentelle Krebsforschung in den letzten 50 Jahren mehr Erkenntnisse gebracht als die Summe sämtlicher ärztlicher Erkenntnisse über den Krebs in den vorausgegangenen Jahrtausenden.

Zunächst einmal stellte diese Forschung eindeutig fest: Krebs ist keine Infektionskrankheit. Es gibt keinen Krebserreger, mit dem man sich infizieren kann. In Ausnahmefällen kann allerdings auch einmal ein Virus oder können Wurmeier, Würmer und die dadurch bedingten chronischen Entzündungen und Zellreizungen zu einer Tumorentstehung führen. Bisweilen können Parasiten auch eine gewisse Art von Berufskrebs hervorrufen, wie z. B. bei den Fischern des Kurischen Haffs, die sich während ihrer Fahrten auf See durch den Genuß von roher Fischleber, die bei ihnen als besondere Delikatesse galt, häufig mit dem Egel Opistorchus felineus infizierten und dann einen Gallengangskrebs bekamen.

Den Beweis für die Vermutung, daß einige Berufskrebse auf Teer, Ruß, Pech usw. zurückzuführen sind, erbrachten die japanischen Forscher Yamagiwa und Itchikawa im Jahre 1915. Durch lange wiederholte Pinselungen mit Teer erzielten sie auf der Haut von Mäusen und Kaninchen echte Krebsbildungen. Der Prozeß beginnt mit scheinbar harmlosen Warzenbildungen, die sich auch nach Aufhören der Teerung nur selten zurückbilden, sondern zum Krebs weiterentwickeln. Diese Befunde wurden in den nächsten Jahren von Krebsforschern aller Länder bestätigt. Gekrönt wurden sie durch die Arbeiten eines englischen Forscherkollegiums: Hieger gewann aus 40 Zentnern Teer durch Destillation und durch andere chemische Verfahren ein hochaktives Konzentrat, aus dem Cook und Hewett die kristallisierte

Substanz, das Benzpyren, isolierten. Das 3,4 Benzpyren ist zu 0,003 % im Teerpech vorhanden und eine der am stärksten krebserzeugenden Substanzen, die wir außer Methylcholanthren und Aminofluoren kennen.

Wie lange nach einer schädlichen Einwirkung noch Krebs auftreten kann, wissen wir hauptsächlich von dem sogenannten Anilinkrebs, einem Blasenkrebs, der bei Arbeitern in chemischen Betrieben stellenweise gehäuft auftrat. Es zeigte sich dabei, daß solche Blasenkrebse noch 10–15 Jahre, nachdem der Arbeiter den Betrieb verlassen hatte, auftreten konnten und daß die Ursache für diese Krebse nicht das Anilin war, sondern eine Beimischung, die sich im Anilin finden kann, nämlich daß β-Naphthylamin, mit dem man auch beim Kaninchen Blasenkrebs erzeugen konnte. Heute sind diese Berufskrebse durch Sicherheitsmaßnahmen in den Betrieben wesentlich seltener geworden. – Zu den durch Strahlenwirkung hervorgerufenen Berufskrebsen gehört auch der Krebs der Leuchtzifferblatt-Malerinnen, die, um die leuchtende Substanz fein auf die Zeiger auftragen zu können, den Pinsel häufig am Mund anfeuchteten. Diese Mädchen starben dann später häufig an Knochensarkomen. – Zu den durch Radium-Emanation hervorgerufenen Krebsen gehört auch der Schneeberger oder Joachimsthaler Lungenkrebs bei Bergleuten. Hueck, der Leipziger Pathologe, konnte 1937 zeigen, daß Laboratoriumstiere, die an den Arbeitsstellen in den Schneeberger Gruben aufgestellt wurden, wesentlich häufiger an Geschwülsten erkrankten als Kontrolltiere gleicher Zucht. Auch bei Kaninchen konnten Rajewski und Mitarbeiter Lungenkrebse durch Radium-Emanation erzeugen. Verabreicht man Krotonöl nach Pinselung der Mäusehaut mit unterschwelligen Dosen von Benzpyren, so entwickeln sich Tumoren genau so wie nach Verabreichung einer vollwirksamen Benzpyrendosis. Die in der Initialphase undeterminierten Zellen sind durch den fördernden regenerativen Reiz zu schnellerem Wachstum angespornt worden (Mottram 1944, Berenblum 1947). Ähnlich wie Krotonöl wirkt auf latente Krebszellen jeder regeneratorische Reiz, jede chronische Entzündung. Andere Stoffe als die direkt krebserzeugenden können also die Entwicklung anlagebedingter Tumoren wesentlich fördern. So gelang es z. B. auch, im Experiment zu zeigen, daß Benzolpinselungen zwar selbst am Ort der Einwirkung keinen Tumor erzeugten, aber bei Stämmen, bei denen ein Mammakrebs in 46 % auftrat, nunmehr in 83 % Mamma-Carcinome auftraten. Desoxycholsäure, ebenfalls nicht direkt krebserzeugend, führt zu einem vermehrten Auftreten von spontanen Lungen-Carcinomen. – Bemerkenswert ist ferner, daß Krebse auch allein durch natürliche Einwirkungen, z. B. durch intensive Besonnung, hervorgerufen werden können. Sie wissen vielleicht, daß man von einem Krebs der Seemanns- oder Landarbeiter-Haut spricht. Hier entwickelt sich ein Krebs an den der intensiven Sonnenbestrahlung ausgesetzten Hautstellen, hauptsächlich im Gesicht. Diesen Krebs kann man auch bei Versuchstieren, z. B. Ratten künstlich erzeugen, wenn man sie starker Ultraviolett-Strahlung oder intensiver Sonnenbestrahlung aussetzt. Der Krebs entwickelt sich dann an den von Haaren ungeschützten oder nur wenig geschützten Stellen, z. B. an Schnauze, Nase, Pfötchen. – Durch Wärmestrahlung kommt der sogenannte Kangri-Krebs zustande. Die Bewohner von Tibet tragen im Winter unter den Kleidern kleine Wärmekörbe, die mit glühender Holzkohle gefüllt sind. Dabei entwickelt sich sehr leicht infolge häufiger kleiner Verbrennungen ein Brandnarbenkrebs. Durch Hitze verursachte Krebse sind auch bei Lokomotivführern und Schiffsheizern beobachtet worden.

Die meisten sicheren Krebsursachen beruhen auf unbelebten Reizen, seien sie chemischer oder physikalischer Natur, oder auch mechanischen Reizen, wenn sie nur lange genug einwirken. Durch langdauernde einseitige Verfütterung von Hafer gelang es beispielsweise, bei Ratten Zungentumoren hervorzurufen, wobei das dauernde Einbohren der Haferhaare in die Zunge den Reiz abgibt. – Infolge des Kauens von Betelnüssen treten bei den Bewohnern von Südostasien und Polynesien häufig Krebsbildungen an der Zunge sowie an Lippen und Wangenschleimhaut auf. Ein praktischer Hinweis: Man sollte chronische Reizungen durch nicht gut sitzende Zahnprothesen unbedingt vermeiden.

Speiseröhrenkrebs und Magenkrebs treten bei Schnapstrinkern häufig auf. Aus China ist z. B. das gehäufte Auftreten von Speiseröhrenkrebs nach gewohnheitsmäßigem Genuß von heißem Reisschnaps bekannt.

Ausnahmsweise können auch einmalige schwere Verletzungen wie Hufschlag, Schußverletzungen u. a. zur Entwicklung bösartiger Tumoren führen. Ich bin sogar davon überzeugt, daß außer Strahlenschädigungen sowie chemischen und mechanischen Reizen auch psychische Insulte die Krebsbildung begünstigen können, da auch sie den Stoffwechsel beeinflussen.

Die Hoffnung, daß man auf Grund der chemischen Konstitution einer Substanz mit Sicherheit Aussagen darüber machen könnte, ob sie krebserzeugend wirkt oder nicht, ist enttäuscht worden. Man hat bei der Vielfalt der chemischen Substanzen daher nach anderen gemeinsamen Eigenschaften der krebserzeugenden Stoffe gesucht. Den ersten Schritt, gemeinsame chemisch-physikalische Eigenschaften in der großen Gruppe der polycyclischen aromatischen Kohlenwasserstoffe und ihrer analogen stickstoff- resp.

schwefelhaltigen heterocyclischen Verbindungen zu finden, hat Otto Schmidt im Jahre 1938 getan. 1953 erschien eine weitere interessante Arbeit von Buu Hoi aus dem Institut du Radium Paris „Zur physikalisch-chemischen Deutung des Wirkungsmechanismus von krebserregenden Verbindungen" (Arch. f. Geschwulstforschung 1953). Man könnte sich danach vorstellen, daß die Wachstumssteuerung bei normalen Zellen von möglicherweise enzymartigen Schlüsselproteinen abhängig ist, deren prosthetische Gruppen nichts anderes sind als gewisse, von anderen Teilen des Organismus abgesonderte Moleküle. Cancerogene Noxen wie Aromate und Steroide treten nun an die Stelle solcher prosthetischer Moleküle und rufen an den Proteinsubstraten eine Reihe von Veränderungen hervor, die diese Proteine nicht nur gebrauchsunfähig, sondern für die Zelle schädlich machen. Auf Grund der Elektronendichte und bestimmter K-Zonen wird anhand von Beispielen gezeigt, warum sie cancerogen sind; auch mathematische Vorausberechnungen werden als berechtigt in Aussicht gestellt.

Die große Vielzahl von Ursachen, die bei Mensch und Tier zu Krebs führen können, muß uns zu weiteren Überlegungen veranlassen. Wir dürfen uns nicht darauf beschränken, nach einheitlichen chemischen oder physikalischen Merkmalen zu suchen, um die Krebsentstehung erklären zu können. Am einfachsten macht man sich die Krebsentstehung an einem Vergleich klar. Viele verschiedenartige Krankheitserreger können z. B. zu Eiterungen führen. Der Körper hat eben nur die Möglichkeit, auf viele verschiedenartige Erreger mit einer eitrigen Entzündung zu antworten. Auf eine andere große Gruppe von verschiedenartigen Schädigungen antwortet er nun aber nicht mit einer eitrigen oder chronischen Entzündung, sondern mit der Bildung einer Krebsgeschwulst oder eines anderen Tumors. Über die Bedeutung der Reaktionsfähigkeit der von einer krebsschädigenden Noxe betroffenen Zelle können wir uns aber auch auf vielfache andere Weise noch eine Vorstellung machen. Substanzen, die z. B. bei einer Tierart mit Sicherheit Krebs erzeugen, tun es bei anderen Tierarten nicht. Immerhin aber dürfte es zweckmäßig sein, daß jede Substanz, die bei einer Tierart als sicher krebserzeugend erkannt ist, vom Menschen gemieden wird, bis der sichere Beweis ihrer Unschädlichkeit erbracht ist.

Es hängt allein von der von der Schädigung betroffenen Zelle ab, ob überhaupt ein Krebs und auch welche Art von Krebs entsteht. Bringt man eine sicher krebserzeugende Substanz, z.B. Benzpyren, auf die Haut, so entsteht ein Plattenepithelcarcinom; gibt man sie per os ein, so entsteht ein Krebs im Magen oder Darm; spritzt man sie in die Muskulatur, so entsteht ein Sarkom, also gar kein Krebs im strengen Sinne mehr, sondern eine bösartige Bindegewebsgeschwulst. Läßt man die schädigende Substanz inhalieren, so entsteht ein Lungenkrebs. Sie können hieran erkennen, wie selbst geringfügige Änderungen der Lebensgewohnheiten zur Krebsgefährdung führen können. Zigaretten wurden auch früher geraucht, aber die Unsitte des Inhalierens war nicht so weit verbreitet wie heute. Daß Teer aus Tabak zur Krebsbildung führt, hatte schon vor Jahrzehnten Roffo in Argentinien festgestellt. Dadurch hätte man sich zwar den Lippenkrebs der Pfeifenraucher erklären können, nicht aber die heute in Amerika, England und Deutschland so enorm ansteigende Zahl von Lungenkrebsen. Daß Teer aus handelsüblichen Zigaretten in hohem Ausmaß bei Versuchstieren zu Krebs führt, ist durch Untersuchungen amerikanischer Forschergruppen aus allerletzter Zeit unter Beweis gestellt worden. Möglicherweise sind manche Tabak- und Zigarettensorten gefährlicher als andere. Die exakte Aufklärung dieser Fragen ist in Amerika in Angriff genommen worden. In neuester Zeit haben die nordamerikanischen Forscher Wynder, Graham und Groninger durch Pinselung mit Zigarettenteer bei 36 von 81 behandelten Mäusen Hautkrebse erzeugt. Die Zunahme des Lungenkrebses geht in fast allen Ländern der Erde parallel mit dem gesteigerten Zigarettenverbrauch. In England und Wales kamen 1900 auf 1 Million Einwohner nur 8 Lungenkrebse, 1950 bereits 278. An Lungenkrebs starben allein in England im Jahre 1950 12 241 Personen (Brit. Med. Journ. 1954, 1362). Früher wurden in einer Stadt wie Hamburg nur wenige Lungenkrebse im Jahr bekannt, heute werden allein einige Hundert jährlich operiert, abgesehen von denen, die nicht operiert werden können. Es ist möglich, daß außer dem Tabak bei der Lungenkrebsentstehung auch noch andere Noxen eine Rolle spielen, z. B. Benzpyren im Rauch und in Industrieabgasen, wie englische Forscher vermuten. Sie konnten das stark krebserzeugende Benzpyren in der Luft gewisser Stadtteile von London vermehrt nachweisen. Auch Autoabgase, besonders die unverbrannten Stoffe der Diesellastwagen u. a. Ursachen können zusätzlich zum Tabakmißbrauch für die Entstehung von Lungenkrebsen verantwortlich sein. Daß bei Frauen der Lungenkrebs heute noch viel seltener ist als bei Männern, dürfte in erster Linie darauf zurückzuführen sein, daß bisher nur wenige Frauen so unvernünftig viel rauchen und inhalieren wie viele Männer. Trotz aller gegenteiligen Versuche, die Bedeutung des Zigarettenrauchens, namentlich des Inhalierens, sowie des Benzpyrengehaltes der Luft in Industriezentren und Großstädten sowie der Autoabgase qualmender Lastwagen zu bagatellisieren, kann die Bedeutung aller dieser die Oxydationen schädigenden Faktoren für die Zunahme des Krebses nicht mehr geleugnet werden (s. K. H. Bauer und Lickint, Der Raucherkrebs, Verlag Steinkopf 1954). Nach K. H. Bauer war Krebs bis 1890 bei jedem 38. Menschen die Todesursache, 1920 schon bei jedem 15., heute stirbt in den Industrieländern jeder 6. Mensch an Krebs. Selbst wenn man in Betracht zieht, daß heute infolge der wirksamen Chemotherapie viel weniger Menschen an akuten Infektionen und an Tuberkulose sterben, zeigen uns diese Zahlen doch in erschreckender Weise, wie machtlos unsere heutigen therapeutischen Maßnahmen gegenüber dem Krebs sind. Wie bereits aufgezeigt, entstehen die Geschwülste dort, wo die krebserzeugende Substanz oder Schädigung einwirkt. Bei Substanzen, die im Körper verschleppt und in gewissen Organen gespeichert werden, wie z. B. gewisse Azofarbstoffe in der Leber, entstehen die Tumoren natürlich dort bevorzugt, wo diese Stoffe abgelagert werden. Bei dem 2-Acetylaminofluoren, das eine stark krebserzeugende Substanz darstellt und sowohl bei Fütterung wie Einspritzung in verschiedene Organe zu Krebs führen kann, machten Green und Bielschowsky (Brit. Empire Cancer Campaign, Annual Rep. 1943, S. 42) die bemerkenswerte Feststellung, daß bei männlichen Ratten hauptsächlich Lebertumoren, bei weiblichen Ratten hingegen Brustdrüsentumoren zur Entwicklung kamen. Die stark krebserzeugenden kondensierten Kohlenwasserstoffe 3,4-Benzpyren,

Methylcholanthren

und

Aminofluoren

erleiden z. T. im Körper Umwandlungen in Oxyderivate. Solche Umwandlungen werden meistens als Entgiftungsmaßnahmen angesehen, und wohl mit Recht. Darüber hinaus stellten Berenblum und Schoental fest, daß z. B. 8-Oxy-3,4-benzpyren gegenüber dem 3,4-Benzpyren seine krebserzeugende Wirkung wesentlich einbüßt; bei einigen Oxypräparaten von kondensierten Kohlenwasserstoffen ist sogar eine krebshemmende Wirkung festgestellt worden. F.L. Warren fand, daß Ascorbinsäure in der Gegenwart von Sauerstoff die Oxydation der aromatischen Kohlenwasserstoffe förderte. Zunächst auftretende Phenole wurden später zu Chinonen oxydiert.

Wenn Substanzen wie Cellophan und manche andere Kunststoffe – längst aber nicht alle – bei Implantation in die Bauchhöhle von Ratten zu Tumoren führen, so kann man sich kaum vorstellen, daß dabei noch chemische Moleküle sich herauslösen und die Wirkung entfalten; hierbei sind wahrscheinlich Absorptionsvorgänge, z. B. die Abziehung von lebensnotwendigen Fermenten aus der Zelle an geeignete Oberflächen dieser Kunststoffe und ähnliche Vorgänge maßgeblich.

Leider sind es jedoch nicht allein von außen zugeführte Schädigungen, die die Krebsentstehung fördern oder gar bedingen, sondern auch Produkte, die im menschlichen Körper selbst entstehen können, vielleicht sogar physiologische Substanzen, die in zu großer Menge vorhanden oder pathologisch abgewandelt sind. Man hätte das schon aus der nahen chemischen Beziehung gewisser künstlich hergestellter krebserzeugender Substanzen zu den Gallensäuren und Sexualhormonen schließen können. Daß diese Substanzen bei der Krebserzeugung eine Rolle spielen, sah man, als man männlichen Mäusen von Stämmen, bei denen Brusttumoren bei Weibchen auftraten, weibliche Sexualhormone reichlich zuführte. Danach bekamen auch die Männchen Brustdrüsentumoren. Heute wissen wir, daß eine einmalige Zufuhr von 20 mg Oestradiol bei Goldhamstern mit Sicherheit fast ausnahmslos zur Entstehung multipler Nierenkrebse führt. Die Erforschung dieser Zusammenhänge, wie im Körper selbst evtl. aus Cholesterin, Gallensäuren oder Sexualhormonen hoch krebserzeugende Substanzen entstehen können und wie man dies verhüten kann, halte ich für eine der wichtigsten Aufgaben unserer experimentellen Krebsforschung, denn selbst wenn wir es lernen sollten, uns vor allen von außen kommenden Krebsnoxen zu schützen, wird die Spontanentwicklung von Tumoren auf Grund endogen entstandener krebserzeugender Substanzen im Körper selbst noch nicht verhütet sein.

In der Mitte des vorigen Jahrhunderts wurde bereits erkannt, daß der menschliche Körper ebenso wie die Pflanzen aus Zellen besteht und jede neue Zelle aus einer vorhandenen hervorgeht. „Omnis cellula e cellula" formulierte Virchow seine Überzeugung. Die Vermehrung aller Zellen während des Wachstums erfolgt durch Zellteilung. Die Krebszelle ist eine krankhaft abgewandelte Zelle des Körpers. Ihre Vermehrung erfolgt nicht mehr angepaßt an den Gesamtplan des Organismus, sondern absolut selbständig. Sie hat eine zu große Selbständigkeit erlangt und vermehrt sich schließlich rascher als die normalen Zellen und wächst zerstörend in die umgebenden normalen Gewebe ein wie ein Parasit. Jede neue Zellbildung einer normalen oder auch einer Krebszelle geht mit der Neubildung von Eiweißkörpern in der Zelle selbst vor sich. Während der Zellteilung, die mit einer Kernteilung einhergeht, spielen die Nucleinsäuren eine besondere Rolle. Die beiden wichtigsten Nucleinsäuren sind die Desoxyribonucleinsäure (DNS) und die Ribonucleinsäure (RNS). Desoxyribonucleinsäuren sind chemisch dadurch gekennzeichnet, daß sie Pyrimidinbasen oder Purine und als Kohlehydrat Desoxyribose enthalten; Ribonucleinsäuren u. a. das Pyrimidinderivat Urazil und die d-Ribose. Man kann die Nucleinsäuren in der Zelle relativ einfach färberisch darstellen. Danach wird die Thymonucleinsäure ausschließlich im Kern gefunden, und zwar gehäuft in der Kernwand und um den Nucleolus herum, Ribonucleinsäure hingegen im Plasma. Die Zusammensetzung der DNS bei verschiedenen Tierarten ist verschieden. Es hat sich aber gezeigt, daß beim Menschen die Zusammensetzung der Desoxyribonucleinsäure in verschiedenen Zellen und Geweben, z. B. Spermien, Thymus, Leber übereinstimmt. Das Verhältnis von Adenin : Guanin beträgt 1,56, Thymin : Cytosin 1,75, Purin : Pyrimidin 1. Auch im Carcinomgewebe wurde keine Änderung in diesen Zusammenhängen gefunden. Die für DNS festgestellten Gesetzmäßigkeiten gelten nicht für die RNS. Durch Hungern nimmt der Proteingehalt in den Zellkernen ab, aber der DNS-Gehalt bleibt konstant. Die Chemie der Nucleinsäuren scheint mehr und mehr in den Mittelpunkt der Zellkernchemie und damit auch wohl der Krebsforschung auf diesem Sektor zu rücken. DNS ist in den Genen vorhanden. Der Hauptunterschied zwischen RNS und DNS besteht darin, daß im Zucker der RNS in 2 Stellung eine Hydroxylgruppe vorhanden ist, die bei der DNS fehlt. Bei Säurehydrolyse der DNS tritt durch Abspaltung der Purinbasen eine freie Aldehydgruppe auf, weil die Ringverknüpfung des Zuckers aufgelöst wird. Darauf beruhen die Feulgenfärbung und andere Nachweisverfahren von Dische und Cereotti. Das Uracil, ein Bestandteil der Nucleinsäure, wird wie manche Aminosäuren, z. B. Methionin, von Tumorzellen viel stärker aufgenommen als von normalem Gewebe. Deshalb sollte man diese Substanzen bei Krebskranken vermeiden. Vielleicht kann man diese Eigenschaft aber auch einmal therapeutisch ausnutzen, indem man diese Stoffe mit nachgewiesenen Krebshemmstoffen koppelt.

Über die Chemie des Kernphasenwechsels wissen wir noch sehr wenig, aber doch bereits einiges durch die Untersuchungen von Caspersson. Danach verschwinden im Laufe der Prophase der Kernteilung die höheren tryptophanhaltigen Eiweißstoffe. Das Protein-Nuclein-Verhältnis – bei der Spermatogenese einer Heuschrecke – betrug in der frühesten Prophase 20:1, in der späteren Prophase 5:1, in der Metaphase 3:1. Sie sehen, wie gewaltig der Gehalt an Nucleinsäuren während dieser Vorgänge in der Zelle ansteigt. Mit der Telophase beginnt die Neubildung, und zwar soll das tryptophanhaltige Eiweiß in den gentragenden Abschnitten der Chromosomen gebildet werden, in den heterochromatischen Abschnitten hingegen Histone. Nach Untersuchungen von Swift an Axolotl-Larven (1950) kommt es noch in der Interphase – noch vor Beginn der Prophase – zu einer DNS-Zunahme. Da wir wissen, daß Uracil nur in der Ribonucleinsäure vorkommt, Thymin und Methylcytosin dagegen nur in der Desoxyribonucleinsäure, die übrigen Purin- und Pyrimidinbasen in beiden Nucleinsäuren, dürfte sich vielleicht auch hier ein spezifischer Angriffspunkt ergeben.

Sehr bedeutungsvoll für die weitere Erforschung des Zellstoffwechsels dürften Versuche mit markiertem Phosphor P^{32} sein, denn schon die Versuche von Hevesy haben gezeigt, daß der Einbau des radioaktiven Phosphors in die DNS sich in Beziehung setzen läßt zur Zellerneuerung. Einen besonderen Wechsel fand er bei der Ratte in der Dünndarmschleimhaut, dann folgen Milz, Hoden, Muskel. Den Beweis, daß Phosphor in DNS nur im Zusammenhang mit der Zellteilung eingebaut wird, erbrachten Versuche von Hevesy am Huhn. Gibt man einem Huhn täglich die gleiche Dosis von P^{32}, so findet man P^{32} erst vom 5. Tag an in der DNS der Blutkörperchen. Der Gehalt an P^{32} steigt dann etwa bis zum 35. Tag. Damit ist gezeigt, daß der Einbau von P^{32} nur an der Blutbildungsstätte erfolgt und fertige rote Blutkörperchen keinen P^{32} aufnehmen. Nach Untersuchungen von Howard wird

P^{32} nur in der Interphase eingebaut. Auch diese Tatsache des Einbaues von P nur während der Zellteilung könnte man sich vielleicht für die Tumorbehandlung zunutze machen, indem man P^{32} an sicher wachstumshemmende chemische Gruppen einbaut und so bevorzugt in die Tumorzelle einbringt. Aber mit allen solchen Spekulationen muß man außerordentlich vorsichtig sein, denn häufig erweisen sie sich als falsch, oder es zeigt sich ein anderer Pferdefuß, beispielsweise die Schädigung auch normaler lebenswichtiger Zellen. Ich halte es jedoch für zweckmäßig, alle auch nur eventuell gegebenen Angriffspunkte an der Krebszelle von allen Seiten her zu überdenken, also die Sonderstellung der DNS, das Auftreten der freien Aldehydgruppen bei Säurespaltung, der Thymin- und Methylcytosingehalt nur in der DNS, Uracil nur in der RNS, Phosphoreinbau nie in fertige Zellen, sondern nur in sich teilende. Diese und viele andere Beobachtungen der experimentellen Stoffwechselforschung verdienen unsere volle Aufmerksamkeit. Knipping hat in seiner Klinik in Köln bereits wegweisende Untersuchungen in dieser Richtung durchgeführt. Der große biologische Unterschied zwischen DNS und RNS kommt offenbar auch schon in der Biosynthese ihrer Zucker zum Ausdruck. Während die Ribose wahrscheinlich aus Glukose-6-phosphat über 6-Phosphoglukonsäure gebildet wird, entsteht die Desoxyribose vermutlich aus einer Triose. Die Fermente des unstrukturierten Protoplasmas in der Krebszelle bauen die Kohlehydrate bis zur Brenztraubensäure ab. Die Störung der Tumorzelle scheint besonders in der Phase zu liegen, in der nunmehr die Brenztraubensäure den Mitochondrien als eigentlicher Brennstoff für die Atmung zugeführt wird. Von v. Euler und Högberg (1939) wurde gefunden, daß schon nach Implantation von Tumorzellen des Jensensarkoms bei Ratten der Brenztraubensäuregehalt des Blutes ansteigt. In Tumoren ist die Atmung, die Verbrennung der Brenztraubensäure, gestört, sie wird hier – wie Warburg zeigte – verstärkt zu Milchsäure hydriert. Die Milchsäureproduktion in Tumoren steigt gewaltig an. Aber dieser Prozeß der Glykolyse stellt eine wesentlich geringere Kraftquelle dar, denn der Energiegewinn beträgt nur 24 000 Cal. gegenüber 670 000 Cal. bei der Oxydation der gleichen Kohlehydratmenge. Entgegen früheren Auffassungen hat sich nach Untersuchungen von Lynen gezeigt, daß die Glykolyse nur in sehr geringem Umfang zur Bildung energiereicher Verbindungen führt. Je Mol. Hexose liefert die Glykolyse nur 2 Mol. Adenosintriphosphorsäure (ATP), die Atmung hingegen 38 Mol. ATP. O. Warburg und seine Schüler haben zeigen können, daß die die Krebszelle am besten kennzeichnende Stoffwechselstörung eine ungenügende Oxydation ist. Um

Energie zu gewinnen, geht die Tumorzelle zum Gärungsstoffwechsel über, den sie im Gegensatz zu anderen Zellen dann auch bei Sauerstoffzufuhr beibehält. Bei den unvollkommenen Oxydationen entstehen außerdem viele Zwischenprodukte, z. B. vermehrt Aminosäuren, Alanin, Asparagin, Glutaminsäure, die die Tumorzelle nun ihrerseits zum Aufbau neuer Krebszellen verwenden kann. Deshalb erscheint es mir am physiologischsten, die Krebszelle von der Seite der unvollkommenen Oxydation her anzugreifen und zu versuchen, sie wieder zu einem normalen Stoffwechsel zurückzuführen. Vielleicht wird uns einer dieser Wege bei weiteren intensiven Forschungen einmal zum Ziel führen.

Die Tatsache, daß alte Menschen bevorzugt von Krebs befallen werden, könnte man so zu erklären versuchen, daß alte Menschen eben im Laufe eines langen Lebens viel häufiger krebsgefährdenden Schädigungen ausgesetzt waren als junge. Aber das allein scheint doch die Tatsachen nicht ausreichend zu erklären. Der ältere Mensch wird sauerstoffhungriger, d. h. bei allen seinen Geweben treten bei Sauerstoffmangel bestimmte Beschwerden auf; werden aber einzelne Zellen durch diesen Sauerstoffmangel lokal begrenzt und sehr ausgesprochen betroffen, so können diese Zellen ganz absterben oder sich unter Umständen in Tumorzellen verwandeln. Tritt solch ein Sauerstoffmangel beim sich entwickelnden Embryo auf, so entstehen nach den Untersuchungen von Büchner und seinen Schülern schwerste Mißbildungen. Ursachen für das Auftreten von Mißbildungen beim Menschen sind an 1. Stelle Sauerstoffmangel, an 2. Stelle Virusinfektionen, an 3. Stelle mangelnde Ernährung und an 4. Stelle Röntgenbestrahlungen. Zwei dieser Ursachen: Sauerstoffmangel und Röntgenbestrahlung, kommen sicher auch als Ursache von Tumoren in Frage. Die amerikanischen Autoren Goldblatt und Cameron haben gezeigt, daß in Gewebekulturen durch periodischen Sauerstoffentzug, bei dem die Zellen noch nicht ganz absterben, aus normalen Zellen bösartige Geschwulstzellen werden. Umgekehrt habe ich selbst gesehen, daß unter klimatischen Einflüssen und stärkster, reinster Sauerstoffzufuhr an der Nordsee Geschwulstmetastasen in der Haut – also eindeutig sichtbare – verschwanden. Damit, daß das ein Zufall sein könnte, dürfen wir uns nicht zufrieden geben, wir haben vielmehr die Verpflichtung, derartige Beobachtungen nachzuprüfen, zumal eine solche Nachprüfung einem Patienten nie schaden, sondern nur nützen kann.

Daß auch gewisse Reaktionen des Körpers – neben starken klimatischen Reizen – z. B. Fieber, bei Krebskranken gelegentlich die Geschwülste zur Rückbildung bringen können, ist von den sog. Bonner Erysipelbetten her bekannt. Man hatte beobachtet, daß bei einem Patienten Wundrose zur Rückbildung des Krebses führte, wußte, daß Wundrose ansteckend ist und legte nun andere Krebskranke in die Erysipelbetten, allerdings nicht immer mit dem gewünschten Erfolg. Man hat eben bisher noch nicht gelernt, diese unspezifischen Faktoren richtig gezielt einzusetzen. Aber daß diese unspezifischen Reize bisweilen wirksam sind, z. B. Milz- und Knochenmarkextrakte, Leberextrakte, Frischzellen usw., kann nicht bezweifelt werden. Manche dieser Mittel wirken m. E. um so besser, je unsteriler sie sind, je mehr sie zu Eiterungen führen. Es bilden sich eine Menge Eiterzellen, und diese wiederum enthalten in Mengen Oxydasen, also den Sauerstoffverbrauch der Zellen fördernde Fermente. Vielleicht sind es aber auch noch andere, bisher unbekannte Stoffwechselvorgänge, die auf das Geschwulstwachstum resp. seine Hemmung einen Einfluß ausüben. Auf jeden Fall ist es für mich eine gesicherte Tatsache, daß der Körper selbst über viele solcher Kräfte verfügt, die unter Umständen große Geschwülste zur Rückbildung bringen können. Das haben wir im Laufe der Jahrzehnte, die wir uns mit experimenteller Krebsforschung beschäftigt haben, immer wieder erkennen können, auch bei den bösartigsten Tumoren. Genau so wie der Körper etwa gegenüber Tetanus-Bazillen Antistoffe produziert, kann er auch gegenüber bestimmten Elementen im Tumor Antistoffe bilden. Man kann sich heute schon – wenigstens vorerst im Experiment – diese Eigenschaften des Körpers zunutze machen, um zu verhindern, daß Tumorzellen zum Angehen kommen. Zur sogenannten Immunisierung kann man z. B. lebende Zellen oder auch unter besonderen Vorsichtsmaßnahmen bei tiefen Temperaturen hergestellte Tumorextrakte verwenden. Wenn man z. B. solche Extrakte vom Ehrlich-Tumor der Maus vor der Transplantation den Tieren einspritzt, so beobachtet man, daß keine Tumoren zur Entwicklung kommen. Dasselbe kann man auch beim Kaninchen beobachten. Auch das Wachstum des sehr virulenten Brown Pearce-Tumors beim Kaninchen kann man durch eine einmalige Vorimpfung mit absoluter Sicherheit verhüten, indem man einige Tumorzellen an einer Stelle injiziert, wo sie infolge ungünstiger Ernährungsbedingungen nicht zur Entwicklung kommen können. Gegen Millionen virulentester Tumorzellen kann der Körper durch solche Vorbehandlungen eine aktive Abwehr mobilisieren. (Vgl. Ber. Domagk, Deutsche Pathologen-Tagung Rostock, 1934).

Nachdem Sie erkannt haben, welche große Bedeutung der Zelle, die von dem krebsschädigenden Agens getroffen wird, und ihrer Reaktion zukommt, können wir uns nunmehr noch die Frage vorlegen: Hängt die Krebsentstehung und die Krebsentwicklung nur von der betroffenen Zelle ab oder aber auch von den Zellen der Umgebung? Der alternde Mensch verliert offenbar mehr und mehr auch gewisse Abwehrregulationen, die normalerweise bestehen. Diese Abwehrmaßnahmen des Körpers sind nicht nur hypothetisch, sondern objektiv im Experiment erfaßbar und nachweisbar. Für die Bedeutung körpereigener Stoffe und ihre große praktische Bedeutung auch beim Menschen gibt es wohl keinen besseren Beweis als die Behandlungserfolge beim Prostatakrebs durch Hormone. Heute ist die Operation verlassen worden und an ihre Stelle die Hormonbehandlung getreten. Aber auch noch andere Abwehrkräfte lassen sich exakt nachweisen. Diese natürlichen Abwehrkräfte sollte man, solange das möglich ist, einerseits durch Vermeidung krebserzeugender Substanzen erhalten und andererseits durch Betätigung und Bewegung in guter, frischer Luft nach besten Kräften fördern. Eine gewisse sportliche Betätigung gerade im Alter dürfte noch nützlicher und notwendiger sein als der Sport der Jungen.

Warburg stellte neuerdings fest, daß ein O_2-Druck von 2,5 Atm. in 16 Stunden bei 38.° den Gärungsstoffwechsel vollständig hemmt und auch die Virulenz der Tumorzellen zum Verschwinden bringt. 2 Atm. waren unzureichend. Solch einen erhöhten Sauerstoffdruck können wir im lebenden Menschen in der Tumorzelle leider nicht erzeugen. Aber auch hier fangen wir an, durch die experimentelle Krebsforschung die ersten Fingerzeige zu erhalten, wie wir vielleicht in Zukunft einmal erfolgreich an der Krebszelle selbst angreifen können.

Über den Stoffwechsel der Zellen und die Lokalisation der zahllosen Fermente haben wir zwar in den letzten Jahren viel gelernt, aber noch lange nicht genug, um schon zielsicher regelnd eingreifen zu können. Aber wir sehen doch wenigstens, welche Zellschädigungen wir vermeiden müssen und wie wir vielleicht, wenn Schäden entstanden sind, regulierend eingreifen können. Wir wissen heute, daß die Atmungsfermente und die Fermente des Citronensäurecyclus an strukturierte Elemente des Zellplasmas, die Mitochondrien, gebunden sind, hingegen die Fermente des glykolytischen Abbaues der Kohlenhydrate, der ja bei Tumoren eine besondere Rolle spielt, sich im unstrukturierten Protoplasma finden. Die Zerstörung der Mitochondrien würde also den normalen Stoffwechsel verhindern und zum Tumorstoffwechsel der unvollkommenen Oxydation führen. Während der Zellteilung sistieren nach Lettré die Atmungsprozesse. Dem Stoffaufbau im Zelleben dient dann vor allen Dingen die aerobe Glykolyse. – Klein und Forssberg haben an röntgenbestrahlten Ascitestumorzellen der

Maus festgestellt, daß die Röntgenstrahlenwirkung offenbar durch Einwirkung auf die Bildung von DNS zustande kommt. Sollten Röntgen- und Radiumstrahlen also ihre Wirkung in der Tat über die Beeinflussung bestimmter Stoffwechselvorgänge in der Geschwulstzelle entfalten, dann müßte das durch Zufuhr bestimmter chemischer Stoffe mit Wirkung auf die Zellfermente und den Stoffwechsel noch viel besser gehen. Es ist natürlich unmöglich, Ihnen in diesem Rahmen ein vollkommenes Bild zu entwickeln, aber ich möchte versuchen, Ihnen die Probleme, mit denen sich die moderne Krebsforschung beschäftigt, kurz darzulegen. Zunächst einige Hinweise auf rein chemische Substanzen, die im Experiment eine gewisse Hemmwirkung auf die Entwicklung der Tumoren ausüben. Der Begriff „Cytostatica" ist von Ludwig Heilmeyer eingeführt worden, und zwar in Anlehnung an den Begriff der Bakteriostatica, wie wir die Sulfonamide auch bezeichnen. In analoger Weise, wie die Bakteriostatica das Wachstum von Bakterien hemmen, sind Stoffe, die die Vermehrung menschlicher und tierischer Zellen hemmen, als Cytostatica bezeichnet worden. Solche Stoffe hatten wir auch schon unter den Sulfonamiden und Sulfonen selbst kennengelernt, aber große praktische Bedeutung haben sie nicht erlangt. Von Eleudron oder Sulfathiazol aber stellte Gänsslen einen immerhin recht beachtlichen Einfluß auf die Hodgkinsche Erkrankung fest. Man hat die Cytostatica weiter in Gruppen zu unterteilen versucht. Da die Hemmwirkung auf die Tumorzellen sich in manchen Fällen eindrucksvoll durch einen Einfluß auf die im Tumor vermehrt ablaufenden Mitosen bemerkbar macht, hat man die eine Gruppe als Mitosegifte bezeichnet. Die erste Substanz, von der eine solche Wirkung von Dustin beschrieben wurde, war das Colchizin. Lettré hat über das Colchizin und seine Derivate sehr bemerkenswerte Forschungen durchgeführt, die uns einen eingehenden Einblick in die Wirkungsweise dieser Substanz verschafft haben. Zu den Mitosegiften rechnet man ferner das Urethan, die Lostderivate, TEM, TEPA, Myleran und Stilbamidin. Die Ansichten über die Bezeichnung des Lost und seiner Derivate als Mitosegifte sind allerdings geteilt. Lettré behält nicht wie Heilmeyer den Begriff Cytostatica als Oberbegriff für alle Tumorhemmstoffe bei, sondern trennt von den Teilungsgiften oder Mitosegiften die Ruhekerngifte als Cytostatica ab. Welche Art der Wirkung eintritt, hängt allerdings nicht nur von der Verschiedenheit der einzelnen Substanzen, sondern sehr wesentlich von der verwendeten Konzentration ein und derselben Substanz ab. Außer den Teilungs- oder Mitosegiften teilt Lettré aber nicht nur die Ruhekerngifte oder Cytostatica in der Gruppe der Tumorhemmstoffe ab, sondern als

3. Klasse die Stoffwechselgifte, Plasmafermentgifte oder Mitochondriengifte; schließlich als 4. Gruppe die Antiwirkstoffe, Antagonisten von Wirkstoffen oder Bausteinen, und als 5. Gruppe solche Substanzen, die den Stoffwechsel beeinflussen, z. B. Atmungskatalysatoren und physiologische Hemmstoffe wie Hormone. Auf die Wirkung des Urethan auf Tumorzellen hat O. Warburg zum erstenmal aufmerksam gemacht. 1946 teilten Haddow und Sexton mit, daß Urethan, das Aethylcarbamid,

$$NH_2-C\begin{smallmatrix}\diagup O\\ \diagdown OC_2H_5\end{smallmatrix}$$

bei experimentellen Tumoren eine gewisse Wirkung zeigte, was sich dann später bei myeloischen Leukämien des Menschen in gewissem Umfang bestätigte, wenn Dosen von 2–4 g täglich parenteral oder per os verabreicht wurden. Bei Magenbeschwerden kann man das Mittel auch als Clysma geben. In die Klinik eingeführt wurde das Aethylurethan durch Patterson und Mitarbeiter. Heilmeyer schreibt dem Urethan heute noch einen gewissen Wert in der Behandlung chronischer Leukosen zu. In seiner Wirkung soll es hierbei etwa der Wirkung von Röntgenstrahlen gleichgesetzt werden können. Am sichersten ist seine Wirkung bei den chronischen Myelosen, weniger sicher bei den Lymphadenosen. Bei den akuten Leukosen sieht man mit Urethan kaum eine Wirkung. Auch bei Lymphogranulomatose sah man in etwa der Hälfte der behandelten Fälle eine gewisse Einwirkung, die aber heute durch Actinomycin, auf das wir noch zurückkommen, weit überholt sein dürfte. Bei Plasmacytomen ist Urethan nach Heilmeyer noch heute das wirksamste Mittel, und man erzielt in 50 % der behandelten Fälle einen deutlichen Rückgang der Schmerzen und des pathologischen Bluteiweißbildes. Ebenso soll Urethan bei Retothelsarkomen bisweilen gut wirksam sein. Zur Behandlung von Neurofibromatosis Recklinghausen hat Meythaler 4wöchige Kuren mit 2–3 g täglich empfohlen. Der Wirkung der Röntgenstrahlen bei chronisch-myeloischen Leukämien wird Stickstofflost gleichgesetzt. Etwas besser soll noch die Wirkung des Triaethylen-Melamin oder TEM sein:

Das Hauptindikationsgebiet des Stickstofflost oder Nitrogen-Mustard war früher die Lymphogranulomatose oder Hodgkinsche Erkrankung. Auch bei der Behandlung von Lymphosarkomen und Retothelsarkomen sind Erfolge erzielt worden. Heilmeyer empfiehlt, Tumoren, die gut zugänglich sind, zu bestrahlen und die Lost- oder TEM-Behandlung bei den generalisierten Formen anzuwenden. Durch die kombinierte Behandlung soll man die Überlebensdauer gegenüber einer einfachen Röntgenbestrahlung verdoppeln können. Stickstofflost muß injiziert werden, TEM kann oral verabreicht werden, und zwar in Dosen von 5–30 mg pro die. Bei den Leukämien gibt es Fälle, die schon nach 15 mg TEM einen völligen Rückgang der Leukämie im Blute zeigen, andere benötigen 350 mg. Myelosen und Lymphadenosen sind nach den Erfahrungen von Heilmeyer in gleicher Weise zu beeinflussen. Zu beachten ist, daß TEM nach Absetzen des Mittels noch weiterwirkt. Man darf die Patienten also nicht zu früh aus dem Auge lassen. Heilmeyer fordert daher ausschließlich klinische Behandlung. Das Cortison soll zur Verhütung einer zu starken Knochenmarksdepressionswirkung von Wert sein. Die Dauer der Remissionen nach TEM-Behandlung schwankt je nach Art der Leukämien zwischen 4 Wochen und 2 Jahren. Es sind also noch keine Dauerheilungen. Als Regelbehandlung werden heute 2,5–5 mg, als Gesamtdosis 12–25 mg empfohlen, eventuell Wiederholung der Kur nach 2–4 Wochen in derselben Dosierung; als Erhaltungsdosis für den erreichten Erfolg werden 2,5–5 mg empfohlen. TEM, Triaethylen-Imino-1, 3, 5-triazin, wurde zum ersten Mal in den Höchster Farbwerken zu Textilveredelungszwecken hergestellt. Es reagiert mit Eiweißverbindungen schon in der Kälte und ist imstande, Peptidketten zu vernetzen. Ähnlich wie TEM verhält sich auch eine als TEPA bezeichnete Verbindung, das N,N',N''-Triaethylenphosphorsäureamid, dessen Wirkung im Sloan-Kettering-Institut in New York festgestellt wurde. In der Klinik soll es bei chronischen Leukämien, Lymphogranulomatosen und Lymphosarkom nicht ganz so wirksam sein wie TEM.

Haddow hält auf Grund seiner Beobachtungen Myleran für das wirksamste Mittel bei chronisch-myeloischen Leukämien. Er hatte seine Wirkung im Tierexperiment entdeckt. Myleran ist das 1,4–Dimethylsulfonoxybutan:

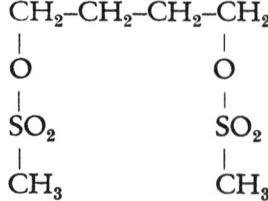

Haddow selbst hat mit Myleran 16 Patienten mit chronisch-myeloischer Leukämie mit sehr gutem Erfolg behandelt. Die meisten Patienten erhielten 4 mg/kg täglich, nur einige 6 mg/kg. Wenn das Blutbild normalisiert und das klinische Allgemeinbefinden gut ist, kann die Behandlung u. U. mehrere Monate ausgesetzt werden. Wird eine zweite Behandlung nötig, empfiehlt Haddow keine weitere Unterbrechung, sondern dann $^{1}/_{2}$–1 mg als Erhaltungsdosis weiterzugeben.

Stilbamidin wurde durch Snapper in die Behandlung der neoplastischen Geschwülste eingeführt. Im Experiment zeigte es eine Wirkung beim Ascites-Tumor der Maus, beim Menschen in der Behandlung des Myeloms. Die Amidine, Stilbamidin und Pentamidin, sollen in ca 50% zu subjektiven Besserungen, aber nicht zu Heilungen führen (Heilmeyer).

Stoffe, die den wachstumsfördernden Substanzen in Geweben und Tumoren entgegenwirken, faßte man als die Gruppe der Wuchsstoff-Antagonisten zusammen. Zu dieser Gruppe von Antiwuchsstoffen gehört das Aminopterin, das der Folsäure entgegenwirkt, die als wichtiges Vitamin und Bakterienwuchsstoff erkannt wurde. An ihre Stelle kann sich das chemisch verwandte Aminopterin setzen, ähnlich wie sich die Sulfonamide als Hemmstoffe an die Stelle des Bakterienwuchsstoffes p-Aminobenzoesäure setzen können. Aminopterin:

die 4-Aminopteroylglutaminsäure, Folinsäure-Antagonist bei Streptococcus faecalis, hat bei Mäuseleukämien und auch beim Mäuse-Ascites etwas Wirkung gezeigt; in der Klinik bei einem Teil der akuten Leukämien der Kinder und beim Lymphosarkom. Nach Heilmeyer werden 50% der akuten Leukosen des Kindes günstig beeinflußt, leider die akuten Leukämien des Erwachsenenalters viel weniger.

Zu den sogenannten Stoffwechsel-Antagonisten gehört neben dem Aminopterin auch das 6-Mercaptopurin:

Seine Wirkung wurde ebenfalls im Sloan Kettering-Institut in New York festgestellt. Es soll namentlich bei Kindern besser verträglich sein als TEM und außerdem nicht nur bei chronischen Leukämien, sondern auch bei akuten Leukämien eine Wirkung zeigen. Dosierung 2,5 mg/kg. Es soll auch bei Patienten wirken, die gegenüber Aminopterin resistent sind. Mercaptopurin wird als Antagonist der Nucleinsäure-Vorstufen angesehen.

Zu den Substanzen, die in den Purinstoffwechsel der Tumoren eingreifen, gehört als Guanin-Antagonist das 8-Azaguanin und als Adenin-Antagonist das 2-6-Diaminopurin. Über die Wirkung dieser Substanzen, die bei Leukämien der Maus einen gewissen Einfluß zeigten, ist aber m. W. bei menschlichen Tumoren noch nichts Sicheres bekannt.

Die Übersicht über diese Substanzen aber verdeutlicht Ihnen den *einen* Weg, den die experimentelle Krebsforschung geht, um die pathologisch verstärkte Bildung von Nucleinsäuren und Kernsubstanz in den malignen Zellen zu bremsen.

Die Radioisotopenbehandlung kommt bisher nur mit J^{131} und P^{32} für einzelne Tumoren in Frage; mit J^{131} für Schilddrüsentumoren. Einen eindeutigen Fortschritt hat die Isotopentherapie mit P^{32} in der Behandlung der Polycythämia vera gebracht (Heilmeyer, Strahlentherapie *91*, 81, 1953). Jedoch ist nach Heilmeyer die Dosierung schwierig und individuell verschieden. Da der Erfolg sich gewöhnlich erst nach 3 Monaten einzustellen pflegt, empfiehlt er die Reticulozyten-Zählung, die bei ausreichender Dosierung nach einigen Tagen unter 5% abfallen. Die Durchschnittsdosis wird bei Männern mit 16 mC (Milli-Curie), bei Frauen mit 9,5 mC angegeben.

Die Beobachtung, daß schon einige Sulfonamide und Sulfone, also bakteriostatisch wirksame Substanzen, eine gewisse Hemmwirkung bei Tumoren zeigten, veranlaßte uns, auch die Tuberkulostatica auf cytostatische Wirkung hin zu prüfen, und tatsächlich fanden wir auch unter diesen einige cytostatisch wirksame. So war es für uns selbstverständlich, auch alle uns zugänglichen Antibiotica nicht nur auf ihre bakteriostatische Wirkung, sondern auch auf ihre cytostatische Wirkung hin zu prüfen. Es zeigte sich dabei zwar, daß die bei bakteriellen Infektionen wirksamsten Antibiotica wie Penicillin, Streptomycin, Aureomycin, Terramycin und Choromycetin keinen bemerkenswerten cytostatischen Effekt zeigten, sondern gerade solche, die bakteriostatisch keine besondere Wirkung zeigten. So bewirkt Patulin, gewonnen aus Penicillium patulum, in einer Dosierung von 20–40 γ täglich eine Hemmung des Mäuse-Ascites-Tumors. Lettré macht die in der Substanz enthaltenen Lactongruppen für diese Wirkung verantwortlich.

Patulin

$$\begin{array}{c} O - C = O \\ HC \diagdown C \diagup CH \\ | \quad C \quad | \\ H_2C \diagup \quad C \diagdown H \\ \diagdown O \diagup \quad OH \end{array}$$

Das fraglos interessanteste Antibioticum mit cytostatischer Wirkung ist das Actinomycin, dessen cytostatische Wirkung von Chr. Hackmann entdeckt wurde. Es heißt heute als Handelspräparat Sanamycin. Hackmann fand, daß das Actinomycin eine Wirkung bei Rattentumoren zeigte und außerdem eine hohe Affinität zu lymphatischen Geweben besaß. G. Schulte war der erste, der schon mit sehr kleinen Dosen zwischen 50 und 150 γ täglich gute Erfolge bei der Lymphogranulomatose des Menschen (Hodgkin) feststellte. Manche Strahlentherapeuten stehen heute bereits auf dem Standpunkt, daß die Wirkung des Actinomycin mindestens so gut ist wie die von Röntgen- und Radiumstrahlen und daß außerdem auch Röntgen- und Radiumstrahlen-resistente Fälle noch mit Actinomycin behandelt werden können. Über die Dauer der Erfolge läßt sich heute natürlich noch nichts aussagen. Als praktisch frei von Nebenwirkungen empfiehlt die Gänßlensche Klinik folgende Dosierung: täglich 200 γ bis zu einer Gesamtdosis von 5000 γ; nach einer Pause von 2–3 Wochen erneut 5000 γ in Tagesdosen von 200 γ. Ravina (Paris) hat in der Presse médicale 1954 inzwischen eine Infusionsmethode beschrieben, mit der er noch größere Dosen ohne Gefahr ernstlicher Nebenwirkungen verabreichen kann. Vielleicht werden diese hohen Dosen auch bei anderen Tumorarten noch Erfolge zeitigen.

Azaserin

$$\begin{array}{c} O \\ \| \\ N_2CH \cdot C \cdot O \cdot CH_2CH \cdot COOH \\ | \\ NH_2 \end{array}$$

ist ein aus Actinomyceskulturen im Anschluß an die Actinomycin-Arbeiten rein dargestelltes Präparat, das nach Untersuchungen in USA ebenfalls bei experimentellen Tumoren als Hemmstoff erkannt wurde.

Außerdem gibt es noch weitere chemische Substanzen, die einen tumorhemmenden Effekt haben, z. B. die Chinone. Als erster hat Lehmann darauf hingewiesen, daß Chinone die Zellteilung von Einzellern hemmen. Die ersten Hinweise für eine cytostatische Wirkung dieser Substanzen erhielten wir, als wir sie an Ratten verfütterten, denen Methylcholanthren resp.

Benzpyren in die Schenkelmuskulatur injiziert worden war, um Tumoren zu erzeugen. Im Gegensatz zu den Kontrollen kamen diese Tumoren garnicht zur Entwicklung oder waren stark im Wachstum gehemmt. Therapeutisch zeigten diese Substanzen bei Impftumoren noch keine überzeugende Wirkung. Diese trat aber auf, als wir weitere von S. Petersen und W. Gauß hergestellte Chinonderivate prüften, über die wir in der Zeitschrift für Krebsforschung (*59*, 617, 1954) berichteten. Besonders wirksam erwiesen sich das von Petersen und Gauß hergestellte Kondensationsprodukt des Benzochinon mit 2 Mol. Aethylenimin

und seine Alkoxyderivate, die sich vor allem durch eine bessere Verträglichkeit auszeichneten.

Mit diesen Substanzen gelang es, gegenüber Tumorzellen des Yoshida-Sarkoms eine cytostatische Wirkung bis zu Verdünnungen von 1:1 Million, ja 1:10 Millionen und darüber festzustellen. Tumorzellen, die mit diesen Substanzkonzentrationen 1–4 Stunden in Berührung gewesen waren, waren nicht mehr transplantabel. Gegenüber den Zellen des Ehrlich-Carcinoms der Maus war die cytostatische Wirkung etwas geringer. Sie lag in der Regel zwischen 1:100 000 und 1:1 Million. Das Beispiel möge genügen, um zu zeigen, mit welcher Genauigkeit die experimentelle Tumorforschung heute in der Lage ist, solche cytostatischen Substanzen herauszufinden. Zu mehr als einer ersten Orientierung genügt dieser Test aber nicht. Viel entscheidender war in unseren weiteren tierexperimentellen Versuchen die Beobachtung, daß diese Substanzen, parenteral oder per os verabreicht, auch noch nach einer Tumortransplantation das Angehen des Yoshida-Sarkoms verhinderten, ja selbst haselnußgroße resp. walnußgroße Tumoren zur völligen Rückbildung bringen konnten. Bei allen diesen Befunden handelt es sich um rein experimentelle Ergebnisse, die aber immerhin so gesichert sind, daß wir sagen können, es besteht nach unseren experimentellen Beobachtungen die Möglichkeit, am Stoffwechsel der malignen Tumorzelle anzugreifen und diesen zu beeinflussen. Wie Sie sahen, gibt es krebshemmende, synthetisch hergestellte chemische Substanzen, ferner solche, die durch den tierischen

Körper selbst gebildet werden, solche, die aus Pilzen stammen wie die Antibiotica und schließlich auch tumorhemmende Stoffe, die in der Nahrung, z. B. in Früchten vorkommen können. Es gibt also nach gesicherten exp. Befunden eine ganze Reihe von Substanzen, die der Bildung und dem Wachstum von Krebszellen entgegenwirken. Neue Maßnahmen in der Krebsbekämpfung beim Menschen werden keinesfalls sofort in großem Umfang Heilung bringen können. Wenn aber die gewaltigen Bemühungen der Chirurgie, etwa das Lungencarcinom zu operieren, nur in etwa 5–10 % Heilung bringen, warum sollten wir dann nicht auch mit anderen Methoden zufrieden sein, die vielleicht noch zusätzlich zu weiteren 10 oder 15 % Erfolgen beim Lungen- oder Magen-Carcinom führen? Wir hören immer wieder, wenn die Patienten nur rechtzeitig zur Operation kämen, könnte ihnen geholfen werden. Aber wie liegen die Verhältnisse nun heute wirklich? Die Erfolge der kombinierten Operations- und Bestrahlungstechnik beim Mamma-Carcinom, das relativ leicht und früh erkannt wird, werden auf ca 48 % beziffert. Seit 20 Jahren hat man nach Wanke, dem Kieler Chirurgen, jedoch in der Therapie des Mamma-Carcinoms keinen einzigen Schritt vorwärts getan. Eine alleinige Bestrahlung wird heute allgemein abgelehnt. Im übrigen wird beim Mamma-Carcinom stellenweise eine starke Zunahme beobachtet; nach einer schwedischen Statistik war das Mamma-Carcinom 1947 um 70 % häufiger als 1931. Eine noch stärkere Zunahme zeigt das Lungen-Carcinom. Man rechnet damit, daß nur 5 % der Fälle durch Operation geheilt werden können. Nach Denk wurden 533 Patienten mit Lungen-Ca operiert, und zwar 241 Pneumektomien, 40 Lobektomien und 252 Thorakotomien. Den 533 Operierten stehen 612, die nicht operiert wurden resp. nicht operiert werden konnten, gegenüber. Von den 252 durch Thorakotomie Operierten blieben bisher 40 am Leben, die mittlere Lebensdauer wurde mit 10,3 Monaten angegeben.

Ebenso traurig liegen die Verhältnisse beim Magen-Carcinom. Von ca 11 000 (Zusammenstellung von 19 Autoren nach Abel, Zeitschr. für Krebsforschung 1948) erlebten nur 4 % das 5. Jahr nach der Diagnosestellung. Wir haben also leider wirklich keinen Grund, optimistisch in die Zukunft zu sehen, selbst wenn eine noch frühere Diagnose möglich wäre und zusätzliche Behandlungsmaßnahmen zur Frühoperation und Frühbestrahlung eingeführt werden könnten. Wir brauchen neben Chirurgie und Bestrahlung eine wirksame Nachbehandlung der Tumoren, sei es durch Klimakuren, Ernährung oder weitere Maßnahmen, die grundsätzlich gefordert werden müssen, ebenso wie die möglichst frühzeitige Operation und Bestrahlung.

In bezug auf eine mögliche Chemotherapie des Krebses bestehen z. T. noch völlig pessimistische Ansichten, die besagen: Durch die Kanzerisierung gewinnt die Krebszelle keine neuen Eigenschaften, die in normalen Zellen fehlen und die deshalb einen Angriffspunkt für eine spezifische Therapie bieten könnten, sondern die Kanzerisierung ist mit einem Defekt verbunden. Die Voraussetzungen für eine spezifische Chemotherapie, wie sie bei den bakteriellen Infektionen möglich ist, bestehen deshalb beim Krebs nicht. Nun, die spezifische Chemotherapie der bakteriellen Infektionen war vor 20 Jahren ebenso unwahrscheinlich wie heute die Chemotherapie des Krebses. Ich teile diesen Pessimismus keineswegs, er wäre das Ende jeden therapeutischen Fortschrittes. Wir haben gewisse bescheidene Anfänge einer chemotherapeutischen resp. antibiotischen Therapie auch der bösartigen Geschwülste beobachtet. Sie mit allen verfügbaren Mitteln auszubauen und weiterzuentwickeln, sehe ich als unsere Pflicht an. Ich meinerseits vertraue jedenfalls auf die weitere bewährte Zusammenarbeit zwischen Medizin und Chemie. Es sind gewiß gewaltige Aufgaben, die zu lösen sind. Sie können unmöglich von einzelnen Laboratorien oder Forschungsinstituten bewältigt werden, namentlich nicht von Instituten mit geringem Etat mit Hilfe unbezahlter Medizinalpraktikanten oder kurzfristig und schlecht bezahlter Hochschulassistenten, sondern können nur durch intensive Mitarbeit vieler langfristig gesicherter hochqualifizierter Akademiker in Angriff genommen und durchgeführt werden. Ebenso dürfen die sachlichen Forschungsbeihilfen nicht kurzfristig begrenzt sein, so daß alle Beteiligten bei jeder Etatsberatung unsicher sind, ob die Mittel auch noch für das nächste Jahr bewilligt werden. Wenn nicht in Zukunft sowohl in der experimentellen Krebsforschung wie in der Klinik pathologisch und physiologisch gründlichst geschulte Ärzte intensiv und exakt forschen und arbeiten und andererseits physiologisch und organisch versierte Chemiker nicht nur zeitweilig, sondern ausschließlich an diesen Problemen mitarbeiten, dürfte in der Behandlung der Krebserkrankungen, die heute die meisten Todesopfer fordern, kaum ein wesentlicher Wandel in den Behandlungserfolgen zu erwarten sein.

VERÖFFENTLICHUNGEN
DER ARBEITSGEMEINSCHAFT FÜR FORSCHUNG
DES LANDES NORDRHEIN-WESTFALEN

Bisher sind erschienen:

Heft 1

Prof. Dr.-Ing. *Friedrich Seewald, Technische Hochschule Aachen*
  Neue Entwicklungen auf dem Gebiete der Antriebsmaschinen
Prof. Dr.-Ing. *Friedrich A. F. Schmidt, Technische Hochschule Aachen*
  Technischer Stand und Zukunftsaussichten der Verbrennungsmaschinen, insbesondere der Gasturbinen
Dr.-Ing. *Rudolf Friedrich, Siemens-Schuckert-Werke AG., Mülheimer Werk*
  Möglichkeiten und Voraussetzungen der industriellen Verwertung der Gasturbine
  52 Seiten, 15 Abbildungen, kartoniert, DM 4,25

Heft 2

Prof. Dr.-Ing. *Wolfgang Riezler, Universität Bonn*
  Probleme der Kernphysik
Prof. Dr. *Fritz Micheel, Universität Münster*
  Isotope als Forschungsmittel in der Chemie und Biochemie
  40 Seiten, 10 Abbildungen, kartoniert, DM 3,20

Heft 3

Prof. Dr. *Emil Lehnartz, Universität Münster*
  Der Chemismus der Muskelmaschine
Prof. Dr. *Gunther Lehmann, Direktor des Max-Planck-Instituts für Arbeitsphysiologie, Dortmund*
  Physiologische Forschung als Voraussetzung der Bestgestaltung der menschlichen Arbeit
Prof. Dr. *Heinrich Kraut, Max-Planck-Institut für Arbeitsphysiologie, Dortmund*
  Ernährung und Leistungsfähigkeit
  60 Seiten, 35 Abbildungen, kartoniert, DM 5,—

Heft 4

Prof. Dr. *Franz Wever*, *Max-Planck-Institut für Eisenforschung, Düsseldorf*
    Aufgaben der Eisenforschung
Prof. Dr.-Ing. *Hermann Schenck*, *Technische Hochschule Aachen*
    Entwicklungslinien des deutschen Eisenhüttenwesens
Prof. Dr.-Ing. *Max Haas*, *Technische Hochschule Aachen*
    Wirtschaftliche Bedeutung der Leichtmetalle und ihre Entwicklungsmöglichkeiten

60 Seiten, 20 Abbildungen, kartoniert, DM 6,—

Heft 5

Prof. Dr. *Walter Kikuth*, *Medizinische Akademie, Düsseldorf*
    Virusforschung
Prof. Dr. *Rolf Danneel*, *Universität Bonn*
    Fortschritte der Krebsforschung
Prof. Dr., Dr. *Werner Schulemann*, *Universität Bonn*
    Wirtschaftliche und organisatorische Gesichtspunkte für die Verbesserung unserer Hochschulforschung

50 Seiten, 2 Abbildungen, kartoniert, DM 4,—

Heft 6

Prof. Dr. *Walter Weizel*, *Institut für theoretische Physik, Bonn*
    Die gegenwärtige Situation der Grundlagenforschung in der Physik
Prof. Dr. *Siegfried Strugger*, *Universität Münster*
    Das Duplikantenproblem in der Biologie
Direktor Dr. *Fritz Gummert*, *Ruhrgas-AG., Essen*
    Überlegungen zu den Faktoren Raum und Zeit im biologischen Geschehen und Möglichkeiten einer Nutzanwendung

64 Seiten, 20 Abbildungen, kartoniert DM 4,—

Heft 7

Prof. Dr.-Ing. *August Götte*, *Technische Hochschule Aachen*
    Steinkohle als Rohstoff und Energiequelle
Prof. Dr. E. h. *Karl Ziegler*, *Max-Planck-Institut für Kohlenforschung, Mülheim (Ruhr)*
    Über Arbeiten des Max-Planck-Instituts für Kohlenforschung

66 Seiten, 4 Abbildungen, kartoniert DM 4,75

Heft 8

Prof. Dr.-Ing. *Wilhelm Fucks*, *Technische Hochschule Aachen*
    Die Naturwissenschaft, die Technik und der Mensch
Prof. Dr. *Walther Hoffmann*, *Universität Münster*
    Wirtschaftliche und soziologische Probleme des technischen Fortschritts

84 Seiten, 12 Abbildungen, kartoniert, DM 6,50

Heft 9

Prof. Dr.-Ing. *Franz Bollenrath, Technische Hochschule Aachen*
  Zur Entwicklung warmfester Werkstoffe
Dr. *Heinrich Kaiser, Staatl. Materialprüfungsamt, Dortmund*
  Stand spektralanalytischer Prüfverfahren und Folgerung für deutsche Verhältnisse
  100 Seiten, 62 Abbildungen, kartoniert, DM 7,50

Heft 10

Prof. Dr. *Hans Braun, Universität Bonn*
  Möglichkeiten und Grenzen der Resistenzzüchtung
Prof. Dr.-Ing. *Carl Heinrich Dencker, Universität Bonn*
  Der Weg der Landwirtschaft von der Energieautarkie zur Fremdenergie
  74 Seiten, 23 Abbildungen, kartoniert, DM 6,80

Heft 11

Prof. Dr.-Ing. *Herwart Opitz, Technische Hochschule Aachen*
  Entwicklungslinien der Fertigungstechnik in der Metallbearbeitung
Prof. Dr.-Ing. *Karl Krekeler, Technische Hochschule Aachen*
  Stand und Aussichten der schweißtechnischen Fertigungsverfahren
  72 Seiten, 49 Abbildungen, kartoniert, DM 6,40

Heft 12

Dr. *Hermann Rathert, Mitglied des Vorstandes der Vereinigten Glanzstoff-Fabriken A. G., Wuppertal-Elberfeld*
  Entwicklung auf dem Gebiet der Chemiefaser-Herstellung
Prof. Dr. *Wilhelm Weltzien, Direktor der Textilforschungsanstalt Krefeld*
  Rohstoff und Veredlung in der Textilwirtschaft
  84 Seiten, 29 Abbildungen, kartoniert, DM 7,—

Heft 13

Dr.-Ing. E. h. *Karl Herz, Chefingenieur im Bundesministerium für das Post- und Fernmeldewesen, Frankfurt a. M.*
  Die technischen Entwicklungstendenzen im elektrischen Nachrichtenwesen
Ministerialdirektor Prof. *Leo Brandt, Düsseldorf*
  Navigation und Luftsicherung
  102 Seiten, 97 Abbildungen, kartoniert, DM 9,75

Heft 14

Prof. Dr. *Burckhardt Helferich, Universität Bonn*
  Stand der Enzymchemie und ihre Bedeutung
Prof. Dr. *Hugo Wilhelm Knipping, Direktor der Med. Universitätsklinik Köln*
  Ausschnitt aus der klinischen Carcinomforschung am Beispiel des Lungenkrebses
  72 Seiten, 12 Abbildungen, kartoniert, DM 6,25

Heft 15

Prof. Dr. *Abraham Esau, Technische Hochschule Aachen*
  Ortung mit elektrischen und Ultraschallwellen in Technik und Natur
Prof. Dr.-Ing. *Eugen Flegler, Technische Hochschule Aachen*
  Die ferromagnetischen Werkstoffe der Elektrotechnik und ihre neueste Entwicklung

84 Seiten, 25 Abbildungen, kartoniert, DM 6,25

Heft 16

Prof. Dr. *Rudolf Seyffert, Universität Köln*
  Die Problematik der Distribution
Prof. Dr. *Theodor Beste, Universität Köln*
  Der Leistungslohn

70 Seiten, 1 Abbildung, kartoniert, DM 4,50

Heft 17

Prof. Dr.-Ing. *Friedrich Seewald, Technische Hochschule Aachen*
  Luftfahrtforschung in Deutschland und ihre Bedeutung für die allgemeine Technik
Prof. Dr.-Ing. *Edouard Houdremont, Essen*
  Art und Organisation der Forschung in einem Industrieforschungsinstitut der Eisenindustrie

90 Seiten, 4 Abbildungen, kartoniert, DM 5,50

Heft 18

Prof. Dr., Dr. *Werner Schulemann, Universität Bonn*
  Theorie und Praxis pharmakologischer Forschung
Prof. Dr. *Wilhelm Groth, Universität Bonn*
  Technische Verfahren zur Isotopentrennung

72 Seiten, 17 Abbildungen, kartoniert, DM 5,—

Heft 19

Dipl.-Ing. *Kurt Traencknen, Stellvertr. Vorstandsmitglied der Ruhrgas-AG., Essen*
  Entwicklungstendenzen der Gaserzeugung

26 Seiten, 12 Abbildungen, kartoniert, DM 2,50

Heft 20

M. Zvegintzow, Wissenschaftliche Forschung und die Auswertung ihrer Ergebnisse
  Ziel und Tätigkeit der National Research Development Corporation
Dr. *Alexander King, Department of Scientific & Industrial Research, London*
  Wissenschaft und internationale Beziehungen

88 Seiten, kartoniert, DM 4,60

Heft 21

Prof. Dr. *Robert Schwarz, Aachen*
  Wesen und Bedeutung der Silicium-Chemie
Prof. Dr. *Kurt Alder, Universität Köln*
  Fortschritte in der Synthese von Kohlenstoffverbindungen

76 Seiten, 49 Abbildungen, kartoniert, DM 5,20

Heft 21a

Prof. Dr. Dr. h. c. *Otto Hahn, Präs. der Max-Planck-Ges., Göttingen*
   Die Bedeutung der Grundlagenforschung für die Wirtschaft
Prof. Dr. *Siegfried Strugger, Universität Münster*
   Die Erforschung des Wasser- und Nährsalztransportes im Pflanzenkörper mit Hilfe der fluoreszenzmikroskopischen Kinematographie
   74 Seiten, 26 Abbildungen, kartoniert, DM 5,80

Heft 22

Prof. Dr. *Johannes von Allesch, Universität Göttingen*
   Die Bedeutung der Psychologie im öffentlichen Leben
Prof. Dr. *Otto Graf, Max-Planck-Institut, Dortmund*
   Triebfedern menschlicher Leistung
   80 Seiten, 19 Abbildungen, kartoniert, DM 4,80

Heft 23

Prof. Dr., Dr. h. c. *Bruno Kuske, Universität Köln*
   Zur Problematik der wirtschaftswissenschaftlichen Raumforschung
Prof. Dr. Dr.-Ing. E. h. *Stephan Prager, Präsident der deutschen Akademie für Städtebau und Landesplanung, Düsseldorf*
   Städtebau und Landesplanung
   84 Seiten, kartoniert, DM 4,—

Heft 24

Prof. Dr. *Rolf Danneel, Universität Bonn*
   Über die Wirkungsweise der Erbfaktoren
Prof. Dr. *Kurt Herzog, Krefeld*
   Bewegungsbedarf der menschlichen Gliedmaßengelenke bei der Berufsarbeit
   76 Seiten, 18 Abbildungen, kartoniert, DM 4,80

Heft 25

Prof. Dr. *Otto Haxel, Universität Heidelberg*
   Energiegewinnung aus Kernprozessen
Dr.-Ing. Dr. *Max Wolf, Düsseldorf*
   Gegenwartsprobleme der energiewirtschaftlichen Forschung
   98 Seiten, 27 Abbildungen, kartoniert, DM 6,25

Heft 26

Prof. Dr. *Friedrich Becker, Universität Bonn*
   Ultrakurzwellenstrahlung aus dem Weltraum
Dr. *Hans Straßl, Universität Bonn*
   Bemerkenswerte Doppelsterne und das Problem der Sternentwicklung
   70 Seiten, 8 Abbildungen, kartoniert, DM 4,—

Heft 29

Prof. Dr. *Bernhard Rensch, Universität Münster*
   Das Problem der Residuen bei Lernleistungen
Prof. Dr. *Hermann Fink, Universität Köln*
   Über Leberschäden bei der Bestimmung des biologischen Wertes verschiedener Eiweiße von Mikroorganismen
   96 Seiten, 23 Abbildungen, kartoniert, DM 6,—

Heft 31
Prof. Dr.-Ing., Dr. h. c. *Fritz Mietzsch, Wuppertal*
  Chemie und wirtschaftliche Bedeutung der Sulfonamide
Prof. Dr. Dr. h. c. *Gerhard Domagk, Wuppertal*
  Die experimentellen Grundlagen der bakteriellen Infektionen
  82 Seiten, 2 Abbildungen, kartoniert, DM 5,25

Heft 32
Prof. Dr. *Hans Braun, Universität Bonn*
  Die Verschleppung von Pflanzenkrankheiten und -schädlingen über die Welt
Prof. Dr. *Wilhelm Rudorf, Max-Planck-Institut für Züchtungsforschung, Voldagsen*
  Der Beitrag von Genetik und Züchtung zur Bekämpfung von Viruskrankheiten der Nutzpflanzen
  88 Seiten, 36 Abbildungen, kartoniert, DM 6,75

Heft 33
Prof. Dr.-Ing. *Volker Aschoff, Aachen*
  Probleme der elektroakustischen Einkanalübertragung
Prof. Dr.-Ing. *Herbert Döring, Aachen*
  Erzeugung und Verstärkung von Mikrowellen
  74 Seiten, 23 Abbildungen, kartoniert, DM 4,50

Heft 34
Geheimrat Prof. Dr. Dr. *Rudolf Schenck, Aachen*
  Bedingungen und Gang der Kohlenhydratsynthese im Licht
Prof. Dr. *Emil Lehnartz, Universität Münster*
  Die Endstufen des Stoffabbaues im Organismus
  80 Seiten, 11 Abbildungen, kartoniert, DM 5,50

Heft 35
Prof. Dr.-Ing. *Hermann Schenck, Aachen*
  Gegenwartsprobleme der Eisenindustrie in Deutschland
Prof. Dr.-Ing. *Eugen Piwowarsky †, Aachen*
  Gelöste und ungelöste Probleme im Gießereiwesen
  110 Seiten, 67 Abbildungen, kartoniert

Heft 36
Prof. Dr. phil. *Wolfgang Riezler, Universität Bonn*
  Teilchenbeschleuniger
Prof. Dr. med. *Gerhard Schubert, Hamburg*
  Anwendung neuer Strahlenquellen in der Krebstherapie
  104 Seiten, 43 Abbildungen, kartoniert, DM 8,20

Heft 38
Dr. *E. Colin Cherry, D. Sc., A. M. I. E. E., London*
  Kybernetik
Prof. Dr. *Erich Pietsch, Clausthal-Zellerfeld*
  Dokumentation und mechanisches Gedächtnis — zur Frage der Ökonomie der geistigen Arbeit.
  108 Seiten, 31 Abbildungen, kartoniert, DM 7,20

Heft 40
Bergassessor *Fritz Lange, Bochum-Hordel*
  Die wirtschaftliche und soziale Bedeutung der Silikose im Bergbau
Prof. Dr. *Walter Kikuth, Düsseldorf*
  Die Entstehung der Silikose und ihre Verhütungsmaßnahmen
    120 Seiten, 40 Abbildungen, kartoniert, DM 9,50

In Vorbereitung sind:

Heft 27
Prof. Dr. *Heinrich Behnke, Universität Münster*
  Der Strukturwandel der Mathematik in der ersten Hälfte des 20. Jahrhunderts
Prof. Dr. *Emanuel Sperner, Bonn*
  Eine mathematische Analyse der Luftdruckverteilungen in großen Gebieten

Heft 28
Prof. Dr. *Oskar Niemczyk, Aachen*
  Die Problematik gebirgsmechanischer Vorgänge im Steinkohlenbergbau
Prof. Dr. *Wilhelm Ahrens, Krefeld*
  Die Bedeutung geologischer Forschung für die Wirtschaft besonders in Nordrhein-Westfalen

Heft 30
Prof. Dr.-Ing. *Friedrich Seewald, Technische Hochschule Aachen*
  Forschungen auf dem Gebiete der Aerodynamik
Prof. Dr.-Ing. *Karl Leist, Technische Hochschule Aachen*
  Forschungen in der Gasturbinentechnik

Heft 37
Prof. Dr. *Franz Lotze, Münster*
  Probleme der Gebirgsbildung
Bergwerksdirektor Bergassessor a. D. *Rauschenbach, Essen*
  Die Erhaltung der Förderungskapazität des Ruhrbergbaues auf lange Sicht

Heft 39
Dr. *Heinz Haase, Hamburg*
  Infrarot und seine technischen Anwendungen
Prof. Dr. *Abraham Esau, Aachen*
  Die Bedeutung des Ultraschalls für technische Anwendungsgebiete

Heft 40a
Prof. Dr. *Eberhard Gross, Bonn*
  Berufskrebs und Krebsforschung
Prof. Dr. *Hugo Wilhelm Knipping, Köln*
  Die Situation der Krebsforschung vom Standpunkt der Klinik und des praktischen Arztes

Heft 41

Dr.-Ing. *G. V. Lachmann, Teddington*
 An einer neuen Entwicklungsschwelle im Flugzeugbau
Dr. *A. Gerber, Zürich*
 Stand der Entwicklung der Raketen- und Lenktechnik

Heft 42

Prof. Dr. *Theodor Kraus, Köln*
 Lokalisationsphänomene und Raumordnung vom Standpunkt der geographischen Wissenschaft
Direktor Dr. *Fritz Gummert, Essen*
 Vom Ernährungsversuchsfeld der Kohlenstoffbiologischen Forschungsstation Essen (Ein 6 Jahre lang durchgeführter Versuch, einen Menschen aus dem Ertrag von 1250 qm zu ernähren.)

Heft 43

Prof. *Giovanni Lampariello, Rom*
 Über Leben und Werk von Heinrich Hertz
Prof. Dr. *Walter Weizel, Bonn*
 Über das Problem der Kausalität in der Physik

Heft 44

Prof. Dr. *Burckhardt Helferich, Bonn*
 Über Glykoside
Prof. Dr. *Fritz Micheel, Münster*
 Kohlenhydrat-Eiweiß-Verbindungen und ihre biochemische Bedeutung

Heft 45

Prof. Dr. *John von Neumann, Princeton/USA*
 Entwicklung und Ausnutzung neuerer mathematischer Maschinen
Prof. Dr. *E. Stiefel, Zürich*
 Rechenautomaten im Dienste der Technik mit Beispielen aus dem Züricher Institut für angewandte Mathematik

Heft 46

Prof. Dr. *Wilhelm Weltzien, Krefeld*
 Ausblick auf die Entwicklung synthetischer Fasern
Prof. Dr. *Walther Hoffmann, Münster*
 Wachstumsformen der Industriewirtschaft

GEISTESWISSENSCHAFTEN

Bisher sind erschienen:

Heft 1

Prof. Dr. *Werner Richter, Bonn*
 Die Bedeutung der Geisteswissenschaften für die Bildung unserer Zeit
Prof. Dr. *Joachim Ritter, Münster*
 Die aristotelische Lehre vom Ursprung und Sinn der Theorie
 64 Seiten, kartoniert, DM 3,50

Heft 2
Prof. Dr. *Josef Kroll, Köln*
  Elysium
Prof. Dr. *Günther Jachmann, Köln*
  Die vierte Ekloge Vergils
72 Seiten, kartoniert, DM 3,75

Heft 3
Prof. Dr. *Hans Erich Stier, Münster*
  Die klassische Demokratie
100 Seiten, kartoniert, DM 6,—

Heft 4
Prof. Dr. *Werner Caskel, Köln*
  Lihyan und Lihyanisch. Sprache und Kultur eines früharabischen Königreiches
168 Seiten, 2 Abbildungen, 2 Schriftentafeln, 2 Karten, DM 11,—

Heft 5
Prof. Dr. *Thomas Ohm, Münster*
  Stammesreligionen im südlichen Tanganyika-Territorium
80 Seiten, 25 zum Teil mehrfarbige Abbildungen, kartoniert, DM 11,50

Heft 6
Prälat Prof. Dr. *Georg Schreiber, Münster*
  Deutsche Wissenschaftspolitik von Bismarck bis zum Atomwissenschaftler Otto Hahn
102 Seiten, 7 Bilder, kartoniert, DM 6,25

Heft 7
Prof. Dr. *Walter Holtzmann, Bonn*
  Das mittelalterliche Imperium und die werdenden Nationen
28 Seiten, kartoniert, DM 2,50

Heft 8
Prof. Dr. *Werner Caskel, Köln*
  Die Bedeutung der Beduinen in der Geschichte der Araber
44 Seiten, kartoniert, DM 2,75

Heft 12
Prof. D. *Karl Heinrich Rengstorf, Münster*
  Mann und Frau im Urchristentum
Prof. Dr. *Hermann Conrad, Bonn*
  Grundprobleme einer Reform des Familienrechts
106 Seiten, kartoniert, DM 12,—

Heft 13
Prof. Dr. *Max Braubach, Bonn*
Der Weg zum 20. Juli 1944 — Ein Forschungsbericht
48 Seiten, kartoniert, DM 3,25

Heft 15
Prof. Dr. *Franz Steinbach, Bonn*
Der geschichtliche Weg des wirtschaftenden Menschen in die soziale Freiheit und politische Verantwortung
76 Seiten, kartoniert, DM 3,80

Heft 17
Prof. Dr. *James Conant, US-Hochkommissar für Deutschland*
Staatsbürger und Wissenschaftler
Prof. D. *Karl Heinrich Rengstorf, Universität Münster*
Antike und Christentum
48 Seiten, 2 Abbildungen, kartoniert, DM 3,50

Heft 19
Prof. Dr. *Fritz Schalk, Köln*
Das Lächerliche in der französischen Literatur des Ancien Régime
42 Seiten, kartoniert, DM 2,25

Heft 20
Prof. Dr. *Ludwig Raiser, Bad Godesberg*
Rechtsfragen der Mitbestimmung
48 Seiten, kartoniert, DM 2,50

Heft 21
Prof. D. *Martin Noth, Bonn*
Das Geschichtsverständnis der alttestamentlichen Apokalyptik
36 Seiten, kartoniert, DM 2,20

Heft 22
Prof. Dr. *Walter F. Schirmer, Bonn*
Glück und Ende der Könige in Shakespeares Historien
32 Seiten, kartoniert, DM 1,60

Heft 28
Prof. Dr. *Thomas Ohm*
Die Religionen in Asien
50 Seiten, 4 mehrfarbige Klapptafeln, kartoniert, DM 7,—

Heft 30
Prof. Dr. *Werner Caskel, Köln*
Entdeckungen in Arabien
44 Seiten, kartoniert, DM 3,20

In Vorbereitung sind:

Heft 9
Prälat Prof. Dr. *Georg Schreiber, Münster*
  Iroschottische Motive im abendländischen Sakralraum

Heft 10
Prof. Dr. *Peter Rassow, Köln*
  Forschungen zur Reichsidee im 16. und 17. Jahrhundert

Heft 11
Prof. Dr. *Hans Erich Stier, Münster*
  Roms Aufstieg zur Weltherrschaft

Heft 14
Prof. Dr. *Paul Hübinger, Münster*
  Das deutsch-französische Verhältnis und seine mittelalterlichen Grundlagen

Heft 16
Prof. Dr. *Josef Koch, Köln*
  Die Ars coniecturalis des Nikolaus von Cues

Heft 18
Prof. Dr. *Richard Alewyn, Köln*
  Klopstocks Publikum

Heft 23
Prof. Dr. *Günther Jachmann, Köln*
  Der homerische Schiffskatalog und die Ilias

Heft 24
Prof. Dr. *Theodor Klauser, Bonn*
  Die römischen Petrustraditionen im Lichte der neuen Ausgrabungen unter der Peterskirche

Heft 25
Prof. Dr. *Hans Peters, Köln*
  Der Grundsatz der Gewaltentrennung in heutiger Sicht

Heft 26
Prof. Dr. *Fritz Schalk, Köln*
  Calderon und die Mythologie

Heft 27
Prof. Dr. *Josef Kroll, Köln*
  Vom Leben geflügelter Worte

Heft 29
Prof. Dr. *Leo Weisgerber, Bonn*
 Die Ordnung der Sprache im persönlichen und öffentlichen Leben

Heft 31
Prof. Dr. *Max Braubach, Bonn*
 Entstehung und Entwicklung der landesgeschichtlichen Bestrebungen und historischen Vereine im Rheinland

Heft 32
Prof. Dr. *Fritz Schalk, Köln*
 Somnium und verwandte Wörter in den romanischen Sprachen

Heft 33
Prof. Dr. *Friedrich Dessauer, Frankfurt a. M.*
 Erbe und Zukunft des Abendlandes

Heft 34
Prof. Dr. *Thomas Ohm, Münster*
 Ruhe und Frömmigkeit in den Religionen der Menschheit

Heft 35
Prof. Dr. *Hermann Conrad, Bonn*
 Die mittelalterliche Besiedlung des deutschen Ostens und das deutsche Recht

Heft 36
Prof. Dr. *Hans Sckommodau, Köln*
 Mystische Motive im Werk der Margarete von Navarra

Heft 37
Prof. Dr. *Herbert von Einem, Bonn*
 Der Kopf mit der Binde

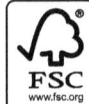

MIX
Papier aus verantwortungsvollen Quellen
Paper from responsible sources
FSC® C105338

If you have any concerns about our products,
you can contact us on
ProductSafety@springernature.com

In case Publisher is established outside the EU,
the EU authorized representative is:
**Springer Nature Customer Service Center GmbH
Europaplatz 3, 69115 Heidelberg, Germany**

Printed by Libri Plureos GmbH
in Hamburg, Germany